OPUSCULE

SUR LES

MALADIES VÉNÉRIENNES

ET

SUR QUELQUES TRAITEMENS QUI LEUR SONT APPLICABLES

Par AUTIER

de Nouzon, près Charleville (ARDENNES).

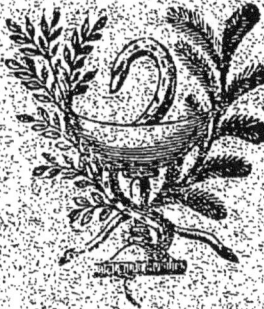

Amiens. — De l'Imprimerie de LEDIEN Fils,
rue Royale, 10.

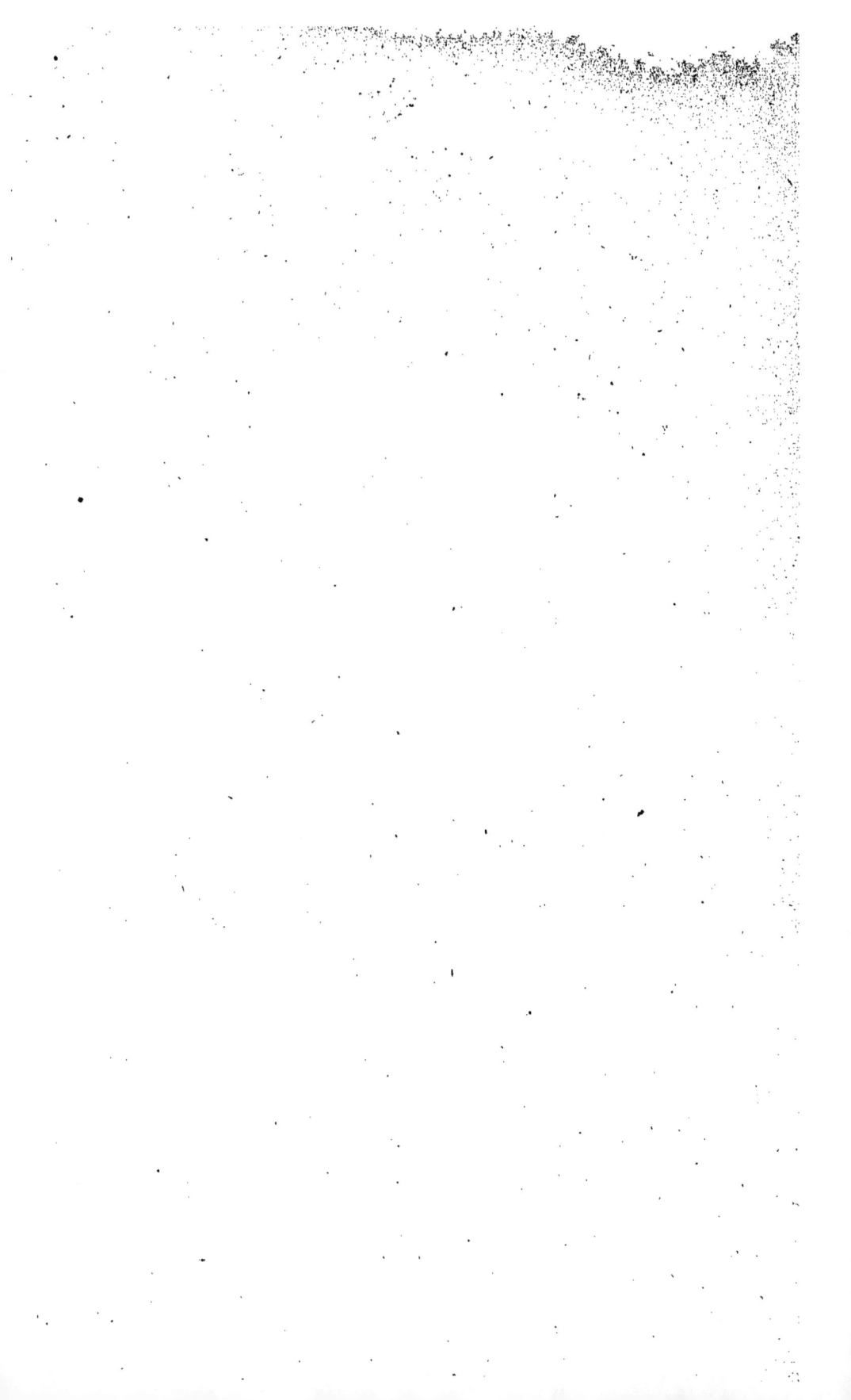

OPUSCULE

SUR LES

MALADIES VÉNÉRIENNES

ET

SUR QUELQUES TRAITEMENS QUI LEUR SONT APPLICABLES.

Par AUTIER, de Nouzon, près Charleville (ARDENNES),

Elève bénévole de l'école secondaire de Médecine d'Amiens et de la faculté de Médecine de Paris, ayant rempli les fonctions de Chirurgien–Aide–Major au 7e de Ligne, pendant l'année 1831.

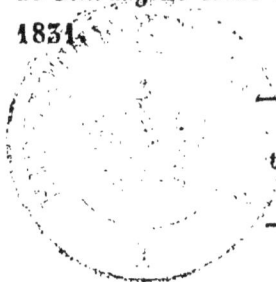

Je suis comme les petits ruisseaux : ils sont transparents, parce qu'ils sont peu profonds.

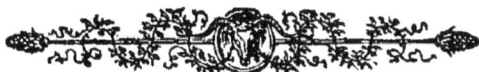

Vol.

A AMIENS,

De l'Imp. de LEDIEN Fils, rue Royale, 10.

1835.

A Messieurs;

BARBIER,

Chevalier de la Légion d'Honneur, Docteur en Médecine, Directeur de l'Ecole secondaire de Médecine, Médecin en chef de l'Hôtel-Dieu, Professeur de Pathologie à ladite Ecole, etc. etc. à Amiens.

BOUCHER,

Docteur en Médecine, Professeur adjoint à l'Ecole secondaire, Professeur du Cours communal de Physique à la Bibliothèque, Membre de la Société de Médecine d'Amiens.

AUBEY
PÈRE ET FILS,
Témoignage de ma vive reconnaissance.

A R.....! mon sincère ami,
Gage de mon amitié inviolable.

J.-B.-V. Autier.

PRÉFACE.

Il semblera peut-être étrange à tous ceux qui nous liront que nous — encore sur le banc des élèves et sans autorisation pour pratiquer l'art de guérir — osions traiter d'une maladie pour laquelle tant de systèmes ont été imaginés, et par des hommes d'un génie rare; mais lorsqu'on saura que nous n'avons en vue que le désir d'être utile, si nous pouvons, à tous ceux qui en seront atteints, on pardonnera aisément à notre hardiesse. La loi au lieu de nous interdire, comme on peut le penser, le droit d'étendre nos vues philantropiques, nous tient

au contraire sous sa protection , et c'est dans cette confiance
que nous avons entrepris ce petit opuscule. Nous déclarons
que les essais que nous avons faits sur les maladies vénériennes
nous ont été suggérés par les moyens qu'on leur opposait, et
c'est à l'infirmerie du 7e de ligne, où nous avions continuel-
lement près de quarante militaires atteints de cette maladie ,
que les idées que nous publions dans cette brochure ont pris
naissance ; nous avons pu juger de l'efficacité de notre traitement, en le comparant à celui généralement adopté à l'hôpital
militaire de Cambrai, où tant de vénériens sont soignés. Donc
tout ce que notre travail renfermera, dérive de l'observation.

On sait que la plupart des méthodes de traitement des maladies qui affligent l'espèce humaine , lors de leur origine,
n'appartenaient qu'au génie, ou pour mieux dire au raisonnement; mais dans les périodes plus avancées, elles doivent
découler de l'observation , et c'est précisément le cas dans lequel notre siècle se trouve : il est observateur.

Tant que le traitement des maladies vénériennes n'avait
pour moyen de perfection que le simple raisonnement, il de-
vait être pernicieux ; souvent celui adopté par le siècle suivant
renversait celui qui l'avait précédé. Il faut détruire avant que
de créer, et chaque vérité ne se laisse apercevoir dans ces
ténèbres qu'après avoir , à l'aide de son flambeau , dissipé les
nuages d'une foule de divagations.

Si le traitement de ceux qui ont parlé de la syphilis dans
leurs écrits, n'est pas basé sur la saine observation, sans laquelle il ne peut jamais être rationel, c'est qu'il y a aridité et
dégoût dans ce genre d'études. Pourtant le desir de rechercher
le vrai et de découvrir le faux, a dû , de tous temps, exciter la
curiosité du médecin.

Nous ne sommes plus dans un siècle où, du fond de son cabinet, l'homme de l'art invente à plaisir et au gré de son caprice des méthodes de traitement plus absurdes les unes que les autres ; la société actuelle a le droit d'exiger mieux ; il lui faut des systèmes dont les bases soient plus solides, que l'observation seule a le droit de proposer : ils doivent résister à l'attaque des siècles à venir.

Notre Opuscule est dédié en entier à établir avec le plus de clarté possible, les propositions suivantes :

1° La vérole n'est point exotique, elle n'a pas exclusivement pris naissance en Europe à la fin du 15e siècle, ni dans les temps antérieurs ; dans la section consacrée à l'étude de cette maladie, nous citerons, à l'appui de notre opinion, les ouvrages des médecins anciens ; en commençant par ceux du Vieillard de Coos (460 ans avant l'ère chrétienne).

2° Elle était connue dans divers climats, bien avant que les rélations entre les divers peuples du globe ne fussent devenues faciles (1).

3° On doit la considérer exclusivement comme le résultat des excès des plaisirs de l'amour, de la débauche et du libertinage ; plutôt que comme le résultat d'un hôte formidable, le virus enfin, et qui en serait l'élément exclusif. Elle est tellement le résultat des excès dans le coït, que les animaux ont présenté toutes les variétés des maladies réputées syphilitiques ; en 1800, 1807 et 1808, dans le département des Basses-Pyrénées, sur les parties génitales de beaucoup d'étalons, il se déclara des blennorrhagies, des ulcérations, des pustules, des phimosis, des paraphimosis et engorgemens du scrotum, et

(1) Devergie.

autres affections, qu'ils communiquaient aux jumens qu'ils saillaient.

Les vétérinaires d'Abbeville, de Saint-Omer, ont observé de semblables accidens (Devergie) ; à ce sujet, consultez les ouvrages. de MM. Fodéré Jourdain et Richond, si on nous objecte que jamais aucun accident consécutif ne se remarque chez ces animaux à la suite de la syphilis, nous répondrons que les vétérinaires traitent plus rationnellement leurs malades que les médecins de l'espèce humaine ; s'ils s'obstinaient à vouloir les combattre par des moyens aussi violens et poursuivre le *mystérieux virus,* beaucoup d'affections secondaires seraient infailliblement les effets d'une médication intempestive. Quant au *virus vérolique*, comment comprendre qu'introduit dans une partie quelconque du gland, du canal, du prépuce et du corps, il pourrait se soustraire à l'action si active des vaisseaux absorbans, ne serait-il pas entraîné dans le torrent de la circulation, avant d'avoir agi localement ; et comment expliquer la présence prolongée, pendant un temps infini, du virus dans quelque recoin de notre corps ; vraiment nous sommes surpris qu'on ose encore croire à de pareilles fables imaginées dans un temps, où ne connaissant pas le mode d'agir des causes productrices des maladies, les *virumanes anciens* avaient recours à des êtres inconnus qui parcouraient l'économie et soustrayaient leur présence au mouvement de composition et de décomposition de notre corps ; les médecins qui pensent encore ainsi, savent pourtant que toutes les substances introduites dans notre corps, sont ou assimilées à notre organisation, ou éliminées n'importe par quelle voie, ils savent encore, et l'expérience le prouve chaque jour, que les corps liquides ou solides, vénéneux ou non, soit odorans, sont exclus, ou produisent dans un temps limité leurs effets délétères utiles et bienfaisans. Concluons donc que, puisque la vérole se rencontre chez les animaux, il n'est plus permis de penser qu'elle soit le résultat d'un virus exotique, à moins qu'on ne veuille soutenir que le chien de Christophe Colomb ne l'ait importée et communiquée à ceux de son espèce; de tous les quadrupèdes. le chien est l'animal qui présente le plus souvent des maladies des organes génitaux, comme étant aussi celui qui se livre avec le plus d'ardeur au coït, étant obligé, en vertu de l'organisation de ses organes reproducteurs, de souffrir pendant long-temps les caresses de son semblable, et que toute affection locale syphilitique, non combattue par le *spécifiqne par excellence*, devrait donner lieu à une maladie générale; assez, car nous parlons à des physiologistes.

4° Le mercure n'est point un médicament par excellence pour cette maladie.

5° Par l'abus qu'on peut en faire, il engendre des maladies appelées fort raisonnablement mercurielles (Devergie.)

Nous desirons que ce faible travail répande quelques rayons lumineux dans cette branche si importante, et à la lueur desquels la science fasse de nouveaux progrès, nous n'avons voulu blesser aucun amour-propre ni contrarier les intérêts de qui que ce fut; nous avons seulement visé à piquer la curiosité des médecins, et les exciter à faire des recherches sur ce genre de maladie. En effet, quelle est la maladie qui est plus digne de fixer leur attention que celle qui, attaquant l'homme jusque dans les organes de la reproduction, assassine les sources des félicités de la vie. Nous ne sommes plus dans une époque où une grande réputation suffisait pour faire accepter un système sans examen antérieur: notre esprit naturellement incrédule veut scruter et mettre au creuset de l'expérience tout ce qu'on lui propose. Depuis que notre Opuscule a été im—

primé , nous avons reçu l'ouvrage de M. Devergie, sur les
maladies vénériennes , ce célèbre auteur repousse avec talent
l'importation de la vérole, *le virus exotique*, *l'usage du mercure
comme spécifique, etc.*, et nous voyons avec plaisir que notre
système n'en diffère que par le génie qui préside à la rédac-
tion du sien. Nous déclarons avec sincérité n'avoir jamais su
qu'il eût travaillé sur ce sujet, avant que notre opinion sur
cette maladie eût été imprimée.

Puisse notre travail ébranler jusqu'à sa racine , la méthode
contraire et opposée à la médecine physiologique! c'est tout
ce que nous demandons pour fruit des peines que nous nous
sommes données pour la composition de notre Opuscule.

Mai.

J.-B.-V. AUTIER.

OPUSCULE

SUR LES

MALADIES VÉNÉRIENNES.

> Je suis comme les petits ruisseaux : ils sont
> transparents, parce qu'ils sont peu profonds.
> Vol.

Nous n'avons pas la prétention de décrire toutes les formes des maladies vénériennes, notre but étant de ne parler que de quelques unes d'entr'elles, si communes, et si simples lorsqu'elles sont traitées méthodiquement dès leur début.

Depuis la connaissance de cette maladie en Europe, diverses méthodes de traitement ont été imaginées et ont produit plus ou moins de guérisons. On remarque que ses caractères sont moins effrayants aujourd'hui ; et on a attribué la diminution de ses symptômes à l'affaiblissement des qualités délétères du virus ; on approcherait plus près de la vérité, ce nous semble, si on disait que le traitement plus méthodique qu'on lui oppose en est la seule cause: en revanche, si cette maladie est moins grave, elle est bien plus commune , car le nombre des hopitaux consacrés à sa guérison augmente de jour en jour.

On aurait tort de croire que les suites de la syphilis sont moins à craindre depuis que ses symp_ tômes sont affaiblis: les désordres qu'elle produit toujours dans l'économie animale sont funestes, et on ne connait pas de maladie capable de la détériorer plus facilement et plus promptement qu'elle.

Ce qui devrait faire redouter l'inflammation des organes génito-urinaires, est la crainte, non seulement des suites ordinaires de cette maladie , mais de donner naissance à des enfans dont la faible constitution les dispose à contracter toutes les infir mités qui affligent l'espèce humaine (êtres difformes et hideux).

Cessons donc d'attribuer à une singularité de la nature ces difformités si extraordinaires, ces constitutions si frêles, que certains êtres apportent en naissant: voyons en plutôt la cause presqu'unique dans l'inconduite.

C'est encore une plus grande erreur de s'imaginer qu'après un ou plusieurs traitemens subis pour la maladie vénérienne , la constitution ne doive pas s'en ressentir ; penser ainsi c'est se tromper étrangement, car toujours la susceptibilité des tissus augmente après la syphilis ; et les parties qui ont été enflammées sont plus aptes à se laisser envahir de nouveau après un commerce impur.

Jettons un coup d'œil sur la marche que nous suivrons dans ce travail sur les maladies vénériennes : elles offrent tant de variétés qu'il est impossible de les bien classer, mais elles s'enchaînent tellement, qu'elles sont presque toujours la conséquence l'une de l'autre.

Nous professerons toujours, qu'attaquée dès le début, cette maladie se réduira à une très grande simplicité ; ce qui n'arriverait pas si on attendait pour le faire que l'inflammation eût déjà envahi la profondeur des tissus , ou encore si elle était traitée peu méthodiquement. Citons un exemple court et précis pour bien faire comprendre notre pensée.

Une maladie de poumon ou d'estomac attaquée dès son apparition se réduira à peu de chose, il n'en résultera rien de bien fâcheux : mais si au contraire elle est négligée, ou si on attend que l'inflammation ait fait des progrès avant de lui opposer tous les moyens propres, que le médecin a à sa disposition, elle revêtira différens caractères plus bizarres les uns que les autres, et les suites de ces soins négligés, seront des désordres fâcheux que la médecine aura peine à réparer. Par ce court exposé nous voulons donc engager tous ceux qui sont atteints de maladie vénérienne, à se faire donner des soins prompts et assidus , à avoir recours non à ces charlatans qui spéculent d'une manière honteuse et cupide sur la longue durée de la maladie, mais à des hommes qui en ont la qualité et dont la réputation est à l'abri de tout doute. Fesant ainsi, en peu de jours ils seront radicalement guéris, ce qui n'arriverait certainement pas s'ils agissaient autrement.

Revenons à la distribution de notre travail. D'abord dans une *première section* nous parlerons des causes de la syphilis et nous serons nécessairement amené à dire quelques mots sur l'origine de cette maladie ; dans la recherche des causes, nous essayerons de les grouper suivant leur dégré d'importance , nous tâcherons aussi de nous expliquer leur mode d'agir , explication que nous regardons comme indispensable. Toutes celles dont nous ne nous rendrons pas bien compte de la manière d'opérer seront omises à dessein.

Dans une *secon de section* , nous décrirons les symptômes de la maladie, en les groupant par dégré d'importance : nous tiendrons aussi beaucoup à pouvoir assigner la cause de leur apparition.

Dans une *troisième*, nous exposerons le traitement à opposer à plusieurs variétés de cette maladie, nous ferons tous nos efforts pour faire comprendre le mode d'agir des médicamens dont nous prescrirons l'usage dans l'urèthrite, les chancres et les excroissances en général.

C'est suivant nous , faire avancer la science , que de rendre compte du mode d'agir des causes productrices des maladies, de leurs symptômes et des moyens qu'on leur oppose ; pour les maladies vénériennes nous avons essayé de remplir ce but.

Nous déclarons à l'avance, que nous connaissons peu d'auteurs qui aient expliqué l'enchainement des causes, symptômes et traitements des maladies vénériennes comme nous allons le faire, et s'il en est plusieurs nous l'ignorons ; quoique pourtant nous le désirions, parce que c'est, suivant nous, le seul moyen de bien détruire jusqu'à sa racine , un mal qui produit à lui seul tant d'infirmités contre lesquelles tous les moyens de l'art sont impuissants.

Dans une *quatrième* et dernière section, nous repousserons autant qu'il sera en notre pouvoir , le conseil donné par la plupart des médecins qui ont traité de la vérole, de faire usage de boissons diurétiques pendant un certain temps , avant de lui opposer les moyens dont l'efficacité est si bien constatée aujourd'hui : dans le cas actuel nous croyons que c'est un avis donné sans réflexion.

Nous ferons précéder cette section par quelques considérations générales sur les excroissances d'un faible volume qu'on rencontre sur la peau de plusieurs individus ; nous proposerons de les attaquer par les moyens dont nous nous servons pour

détruire celles qu'on remarque sur les parties génitales : nous ne disons pas excroissances vénériennes , car le plus souvent ces productions sont re-
gardées à tort comme le résultat d'un commerce
impur.

Avant d'entrer en matière nous prions le lecteur
d'user d'indulgence, notre but étant seulement de
faire connaître les moyens qui nous ont le plus
souvent réussi, pendant plus d'un an que nous
avons fait les fonctions de chirurgien-aide-major
au 7me de ligne alors en garnison à Cambrai. Depuis
cette époque notre attente n'a jamais été trompée,
lorsque nous avons eu occasion de traiter des vénériens par cette méthode.

Dernièrement nous fûmes à Bicêtre à Amiens,
avec notre ami Soyer, qui y est attaché comme Elève : il nous fit voir un individu déjà avancé en âge,
qui était dans cet établissement pour se faire guérir
de plusieurs excroissances qu'il avait à la base du
gland ; déjà plusieurs fois on avait tenté en vain de
les détruire par le procédé le plus généralement
usité, l'excision : il voulut y recourir de nouveau
en notre présence ; cet homme s'y refusa : c'est alors
que nous l'engageâmes à mettre en usage le traitement que nous avions adopté ; il ne paraissait pas
trop décidé, il hésita pour un instant et enfin il con-
sentit : nous avons perdu de vue cet homme, mais
nous avons appris par notre ami, sans en avoir été

surpris, que deux jours après il était guéri radicalement. Nous pourrions citer plusieurs autres cas de
ce genre, mais comme notre dessein est moins de
faire un traité d'observations, que d'éveiller l'attention des hommes de l'art en piquant leur curiosité sur un moyen si simple, nous nous en tiendrons à ce seul exemple. En attendant les essais
qu'on ne va pas manquer de faire sur ce sujet,
nous livrons à la publicité nos opinions sur les
maladies vénériennes, déclarant que nous nous
résignons d'avance et de bonne grâce à écouter la
critique quand elle parlera.

PREMIÈRE SECTION.

CAUSES ET ORIGINE DE LA MALADIE VÉNÉRIENNE.

Tous les auteurs qui ont traité de la syphilis,
ont assigné plusieurs causes sous l'influence des-
quelles l'homme peut contracter cette maladie :
mais une principale est la cohabitation avec une personne dont les organes génitaux sont irrités : nous
entrerons dans plus de détails lorsque nous aurons
jetté un coup d'œil sur la prétendue importation de
cette maladie parmi nous.

C'est à l'équipage de Christophe Colomb qu'est
attribuée l'importation de cette inflammation en
Europe, lors de son retour des îles Caraïbes; les
Espagnols l'auraient donnée aux Napolitains, des-

quels nous en tiendrions la communication depuis le siège de Naples ; à notre tour nous l'aurions léguée aux Anglais qui lui ont donnée le nom de *mal français*.

Il paraît qu'à cette époque elle fesait tant de ravages et se présentait avec des symptômes dont le cortège était si hideux, qu'on ne croyait pouvoir mieux se venger de quelqu'un qu'en lui souhaitant la vérole : *Puisses-tu périr du mal français*, disait-on en Angleterre.

Nous croyons que c'est une erreur de ne faire remonter la connaissance de la syphilis qu'à l'année 1494 ; nous pensons au contraire, qu'elle existe de toute antiquité ; en cela nous invoquerons le témoignage des livres sacrés (Lévitique chap. 15); Celse liv. 4, chap. 21; Martial au 7e et 9e livres de ses épigrammes; Gallien et les arabes ; l'évêque Palladius; les médecins des 13e et 14e siècles, tels que Lanfranc, Salicet, Gordon, Arnaud de Villeneuve et Guy de Chauliac, qui ont décrit les écoulemens sanguins des parties génitales chez les deux sexes, les gangrènes, tumeurs, excoriations et autres, survenus à la suite des excès de débauche. Qui ne voit là toutes les maladies que l'on peut rencontrer sur les parties génitales des individus qui ont abusé du coït ; chez les peuples qui ont fait de tout tems des excès dans les jouissances vénériennes, où les mœurs sont avilies et méprisées, cette inflammation a du se montrer avec tous les signes dont les auteurs se sont plu à l'entourer. Nous croyons non seulement qu'elle se montre chez ces peuples sauvages ; mais que toutes les fois que des guerres éclatent sur plusieurs points de l'Europe, elle doit être des plus funestes, et sévir avec une avec une intensité effroyable, par la raison que tout ce qu'il y a de plus enclin à la débauche et à la rapine, se trouve très-souvent dans quelques armées.

Si les médecins d'Europe, qui ont vécu avant la découverte du nouveau monde, ont peu parlé de cette maladie, c'est qu'alors elle était rare et que les mœurs étaient chastes et pures, il peut être aussi possible qu'elle ait été remarquée de leur tems, comme aujourd'hui, mais qu'étant due à une cause inflammatoire et non spécifique, ils n'ont pas cru devoir regarder cette phlogose d'un autre œil que celle qui peut envahir les autres tissus de l'économie animale : toujours est-il que c'est une faute de croire que cette maladie ne soit parmi nous que par une importation, il est plus juste de l'attribuer à une irritation des parties génitales ; irritation contractée sous l'influence des excès commis dans les plaisirs vénériens.

Aujourd'hui, que dans les sciences médicales on aime à se rendre compte de tous les phénomènes qui se montrent dans une maladie, il deviendra bien difficile dans l'état actuel de la science, d'accor-

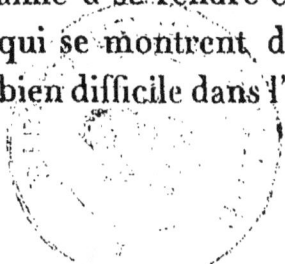

der à l'inflammation des parties génitales des caractères de spécificité : il est plus rationnel d'attribuer
tous les désordres que l'on rencontre à la suite de
cette maladie, à une perversion dans la constitution
intime des parties qui en ont été affectées. Donc
un état des organes génitaux peut favoriser le déve-
loppement de tous les désordres qu'on rencontre
chez un individu, à la suite des excès vénériens ;
cet état est l'inflammation. Augmentation de se-
crétion, ulcérations, excroissances, etc. , toutes
ces différentes altérations sont dues à une même
cause, toujours à l'inflammation ; détruire cette
maladie par des moyens appropriés, est le vrai but
auquel tout médecin doit prétendre.

Revenons aux causes qui ont donné naissance à
cette maladie ; pour mettre plus de clarté dans
notre travail, nous les diviserons en deux groupes :
dans le premier seront toutes celles qui disposeront
et rendront l'individu plus apte à contracter cette
inflammation dont sera atteinte la personne avec
laquelle il cohabitera ; dans le second, seront les
causes déterminantes, spécifiques ou propres, c'est-
-à-dire, qui sans les causes prédisposantes, pour-
ront donner naissance à cette maladie des organes
génito-urinaires.

CAUSES PRÉDISPOSANTES.

Dans ce groupe seront classés tous les excès en

général. L'abus des boissons excitantes et alcoho-
liques doit être placé en première ligne : sous leur
influence la circulation est accélérée, les vaisseaux
charient un sang des plus excitans, toutes les fonctions redoublent d'énergie ; cet état n'est déjà plus
l'état normal, il n'y a plus qu'un pas à faire pour
que l'irritation se déclare dans la partie qui sera
soumise à une action énergique, telle que la copulation.

Ce qui facilite si considérablement le développe-
ment de l'inflammation des parties génitales est l'état
dans lequel elles se trouvent pendant le coït. Dans
aucune action, des tissus plus fins, plus sensibles
ne sont le siège d'un orgasme aussi considérable,
d'une exaltation de toutes les fonctions vitales por-
tée aussi loin, il n'est pas de circonstance, où le
contact soit aussi intime et produise une excitation
aussi vive ; nulle part enfin, des frottemens réitérés
et quelquefois longtemps prolongés des surfaces vi-
vantes, ne favorisent aussi bien que dans cette occasion l'action absorbante. (1) Dans ces circonstances
les vaisseaux absorbans s'emparent des liquides sécrétés par la partie, et, si antérieurement à l'action vénérienne les organes génitaux étaient dans
un état d'irritation, il devra en résulter tout nécessairement : une augmentation de l'irritation, et la
transmission de l'inflammation à l'individu sain.

(1) Begin.

Causes spécifiques.

Le contact d'une partie saine avec une partie malade ou les excès dans le coït, etc. etc.

En médecine, on sait que sous l'influence des inflammations de quelques natures qu'elles soient, les tissus vivants sécrétent ou exhalent des liquides, qui ont la propriété d'irriter à leur tour les tissus sains avec lesquels ils sont mis en contact, et d'y provoquer des inflammations, en tout semblables à celles dont eux-mêmes ils sont les produits ; c'est en vertu de cette grande loi de l'économie animale, que se sont propagées ces maladies, et que les inflammations décorées du titre de syphilitiques, ont fait tant de ravages parmi nous.

On a pu voir par ce que nous venons de dire, que nous ne regardons pas la syphilis comme une maladie différente de l'inflammation.

Soumis à l'action continue d'une cause excitante, les organes génitaux sont donc plus disposés, en vertu de leur organisation, à contracter et à revêtir toutes les formes possibles de l'inflammation, qu'aucune autre partie de l'économie.

DEUXIÈME SECTION.

Symptomes.

Quelques jours après la cohabitation avec une personne, dont les parties génitales étaient dans un

état d'inflammation , des symptômes peu tranchés
se montrent sur ces organes, plus tard ils sont plus
saillans, mais comme ils sont toujours dus , à une
altération ou de sécrétion ou de nutrition, nous
allons les diviser en deux classes.

PREMIÈRE CLASSE.

Symptomes dus a une altération de sécrétion.

Sous l'influence de l'irritation commençante , la
membrane muqueuse de l'urètre devient sèche et
reste dans cet état pendant deux ou trois jours ,
cette suspension de sa sécrétion naturelle est due à
son gonflement : quand elle est parvenue à cette
époque , il se fait à l'intérieur du canal un grand
travail de sécrétion et d'exhalation ; le produit de
cette perversion de fonctions varie d'aspect à diverses périodes de la maladie ; ce qui se remarque
dans la membrane qui tapisse ce conduit , se rencontre aussi dans tous les autres organes tapissés
par cette muqueuse. Nous avons ci-dessus , à l'aide
du gonflement du canal de l'urètre, expliqué la sé-
cheresse de cette partie , pendant la première période de cette inflammation ; mais il ne sera pas si
facile de désigner la cause qui augmente le produit
de cette sécrétion , bien que le gonflement de la
membrane soit quelquefois augmenté. Entrons
dans quelques détails : sous l'influence de l'irritation,

plus de sang arrive dans les tissus qui en sont le
siège ; tous les vaisseaux sont distendus par ce liquide qui, par son contact, les irrite ; le gonflement et la douleur découlent nécessairement de sa
présence dans l'intérieur de ces conduits ; mais
dans la seconde période l'exhalation est des plus
abondantes, bien que le gonflement persiste, d'où
on peut conclure, ce nous semble, que les vaisseaux qui ne charient le sang que dans l'irritation,
s'étant habitués à son contact, les voies exhalantes
et sécrétoires doivent continuer à donner passage
au liquide sécrété par les tissus irrités, quoiqu'en
plus grande quantité.

Une chose digne de remarque, et qui prouve
l'utilité d'attaquer l'écoulement blennorrhagique
dès son début, est la démangeaison qu'on ressent
à l'ouverture extérieure de ces parties : l'individu
qui éprouve ce prurit incommode, se frotte et augmente par là l'irritation qui tend déjà à s'y développer avec tant de force : mais au lieu de regarder
ce symptôme comme l'avant-coureur d'une gonorrhée, il n'y fait pas attention, et se livre de nouveau
aux mêmes excès : aussi sa sécurité est bientôt trou-
blée par l'apparition de l'écoulement urétral ; l'inflammation a alors envahi une plus grande étendue
de membrane : le dévoppement si rapide de cette
phlogose et son extension si facile prouvent jusqu'à
la dernière évidence, que c'est avec promptitude
qu'il faut l'attaquer.

Nous ne saurions répéter trop souvent, que sous l'empire de l'inflammation la membrane muqueuse des voies génitales reçoit plus de sang, la sécrétion augmente d'énergie, en même tems qu'elle change de caractère, son produit devient un excitant des plus énergiques pour ce canal ; on doit donc tout tenter pour qu'elle ne se montre pas, et on y parviendrait sûrement, si on soumettait dès le début à un traitement méthodique, celui dont les organes génito-urinaires sont irrités.

Nous croyons pouvoir affirmer, 1° que tout le cortège des symptômes de l'infection prétendue, se réduirait à une bien grande simplicité, et qu'on n'aurait pas tous les jours à traiter ou des bubons, ou des orchites et autres maladies, si le traitement était plus rationnel ; 2° que ces irritations ont souvent pour cause unique l'usage déraisonné des moyens réputés spécifiques pour ces inflammations.

ORCHITES.

Le gonflement, de l'un ou des deux testicules, étant toujours le résultat d'une urétrite, soignée peu méthodiquement, nous sommes par là amené à en dire quelques mots. Lorsque l'écoulement a lieu depuis un certain laps de tems, toutes les portions de membrane muqueuse qui tapissent l'urètre et les canaux éjaculateurs sont altérées dans leur composition intime.—La transmission de l'irritation

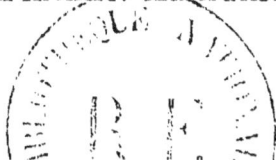

aux glandes chargées de l'élaboration de la semence, se fait par la voie des canaux déférens tapissés aussi par une membrane muqueuse; on conçoit sans peine maintenant que ces organes vasculeux devront s'irriter avec la plus grande facilité, toutes les fois qu'on agira sur la membrane de l'urètre avec des moyens perturbateurs, dans le but de tarir l'écoulement, ou lorsqu'on attendra trop longtemps avant d'arrêter la sécrétion morbide dont elle est le siège; car on sait qu'il existe entre toutes ces membranes muqueuses, une sorte de solidarité d'action.

Il n'est pourtant pas rare de voir des personnes dont le seul conseil est d'ordonner l'usage des astringens et des excitants bien que la membrane soit encore irritée ; aussi il faut le dire en passant , les orchites sont très communes, depuis qu'on fait usage de ces moyens en injection; ils prétendent donner du ton à la membrane de l'urètre , dont l'abondante sécrétion serait le signe d'un grand relâchement ; nous croyons nous, au contraire, qu'elle en a de trop , et qu'on ne rendra son tissu à l'état normal, qu'en lui en soustrayant.

Qui n'a vu après une telle médication, l'écoulement reparaître avec plus de force, ou un orchite se développer. Nous ne bannissons pourtant pas du traitement des urètrites les injections ; au contraire elles nous ont été quelquefois d'un bien grand secours, mais aussi nous les composions de médicaments appropriés par leur nature à l'état de la partie sur laquelle nous les dirigions ; lorsque nous parlerons des moyens dont nous nous servons pour détruire les inflammations des parties génito-urinaires, nous aurons soin quand nous en trouverons l'occasion, de blâmer l'usage des moyens peu rationnels qu'on oppose encore si souvent à l'urètrite parmi les gens du monde.

TRAITEMENT DE L'ORCHITE.

Nous défendrons l'usage de tous les alimens excitans et des boissons alcooliques ; nous prescrirons des boissons émollientes, édulcorées avec le miel ou le sirop de gomme ; nous ordonnerons en même temps une application de sangsues en grand nombre, au périnée et à la racine des cuisses ; nous éviterons de les faire apposer sur les parties malades ; parcequ'elles occasionnent de trop vives douleurs et augmentent le plus souvent l'inflammation ; lorsque les sangsues seront tombées, nous conseillerons un bain de siège pour favoriser l'écoulement du sang ; au sortir, nous ferons appliquer un cataplasme émollient sur les piqures. Nous seconderons l'effet de ces moyens par de doux minoratifs que nous prendrons de préférence dans les sels neutres.

Nous déclarons que nous ne sommes pas partisan de ceux qui dans le but de déplacer l'irrita-

tion des testicules, conseillent l'introduction d'une
sonde dans le canal de l'urètre ou l'injection de
quelques liquides irritans afin de rappeler l'écoulement supprimé. Cette méthode est funeste, c'est
une irritation nouvelle qu'ils déterminent et qui
s'ajoute à celle qui existe déjà.

SYMPTOMES DUS A UNE ALTÉRATION DE NUTRITION.

A l'état naturel, une grande quantité de fluide
caséeux est sécreté epar les follicnles qui se trouvent
en grand nombre chez l'homme à la base du gland,
et chez la femme dans la membrane muqueuse du
vagin ; mais lors de la copulation, le frottement plus
ou moins prolongé que ces parties auront éprouvé,
y déterminera une irritation qui se révélera par de
la rougeur, du gonflement et de la douleur. La sécrétion de l'humeur sera pervertie et supprimée :
pervertie au début par l'irritation, et supprimée par
le gonflement de la peau sur laquelle se voient les
ouvertures extérieures des follicules. Il est facile
de se rendre compte maintenant de l'apparition de
ces ulcérations sur les parties génitales enflammées ;
l'humeur caséeuse devient irritante par son séjour
dû à l'obstruction de l'ouverture des follicules par
le gonflementde la peau ; cette humeur altérée détruit cette enveloppe dans une petite étendue d'a-
bord, et plus tard est encore la cause de ces éro-
sions si étendues et si difficiles à guérir.

Il est si rationnel d'attribuer au fluide caséeux,
devenu irritant, ces ulcérations, et non au prétendu
virus vérolique, que, chez les individus malpropres,
très souvent ces excoriations se rencontrent bien
qu'ils n'aient jamais eu de commerce avec une personne affectée; tous les médecins qui ont traité
des maladies vénériennes, ont toujours recommandé
avec soin les bains locaux et émolliens pour ces
parties, afin de prévenir l'accumulation des liquides
sécrétés qui sont toujours irritans ; puisque dans
les fistules lacrymales et sans que les larmes alors
sécrétées soient altérées, leur passage sur la peau
des joues y déterminent des excoriations , pour-
quoi n'en serait-il pas de même sur les parties plus
fines et plus délicates encore ? Nous sommes amené
à dire quelques mots sur les bubons qui se montrent toujours à la suite des chancres mal traités.

Causes des bubons.

Tous les médecins qui ont eu l'occasion de traiter des excoriations à la base du gland appelées le
plus généralement chancres , ont toujours dû remarquer que les ganglions inguinaux avaient des
dispositions à s'engorger. Pour expliquer le plus
clairement possible la susceptibilité de ces organes
à s'irriter, il est nécessaire de jeter un coup d'œil
sur les parties qui semblent transmettre l'irritation des surfaces ulcérées aux ganglions inguinaux.

Lorsque nous avons parlé de l'inflammation des
testicules résultant d'un traitement peu rationnel
de l'écoulement urètral, nous avons compris et
deviné sans peine la marche que suivait l'inflammation pour irriter ces organes ; nous espérons que
pour les bubons il en sera de même. Nous devons
prévenir le lecteur à l'avance, que nous regardons
toujours ces sortes d'inflammation des glandes inguinales, comme la suite d'un traitement non ré-
fléchi, opposé aux chancres qui ont leur siège sur
les parties génitales.

Le plus souvent les moyens dont on se sert pour
provoquer la guérison des chancres sont tous pris
dans la classe des excitans ; des voies directes trans-
mettent à ces glandes les impressions excitantes, et
ces voies sont les vaisseaux lymphathiques, qui exis-
tent chez l'homme en grande abondance à la surface
de la verge, et chez la femme près de l'ouverture
extérieure du vagin ; de ces points ces vaisseaux se
distribuent aux ganglions, si toutefois ils ne con-
courent pas à en former une partie, des expériences
sans nombre prouvent qu'ils peuvent s'enflammer
à la suite d'un coup ou d'une plaie qui aurait
eu lieu soit sur le ventre, les fesses, soit enfin sur
les membres ou les parties génitales, car en anatomie on sait que de toutes ces parties, les glandes
inguinales reçoivent des vaisseaux lymphatiques ;
un médecin exercé devinera sans peine, par le se-

cours seul de la vue, si le gonflement des ganglions
est de nature vénérienne ou non ; pour nous, il
nous a encore été impossible de le deviner au juste,
nous avons toujours eu besoin des renseignemens
du malade.

Traitement des bubons.

Le premier conseil à donner à un individu atteint
de bubon, est le repos le plus absolu, la marche
augmentant toujours l'inflammation. Nous défendrons l'usage de tous les excitans, et recomman-
derons une application de sangsues sur la tumeur,
et on recouvrira les piqures avec un cataplasme
émollient ; nous seconderons l'effet de cette saignée
locale par des revulsifs sur le canal intestinal,
tels que les sulfates de soude et de potasse ; si
malgré ces moyens la fluctuation se fait sentir, on
ouvrira le bubon le plus promptement possible,
car si on temporise, le pus qui se forme en grande
quantité déterminera un décollement de la peau
dans une grande étendue, et des cicatrices difformes
seront toujours le résultat du retard qu'on aura mis
à évacuer la matière puriforme : on suivra le procédé que nous allons indiquer ; quelques heures
avant d'opérer, on recouvrira la tumeur d'un cataplasme émollient afin de rendre la peau plus souple,
on plongera à la partie la plus déclive de la tumeur
une lancette des plus étroites possibles, et par de

douces pressions on évacuera tout le pus qu'elle contient. C'est alors qu'une révulsion sur le canal intestinal est très-utile, sous son influence le foyer du bubon ne sécréte plus qu'une faible quantité de pus ; mais si parfois la fluctuation reparaissait, on donnerait issue de nouveau au pus et par le même procédé que ci-dessus ; mais rarement on le voit reparaître ; cette médication est préférable à toutes celles connues jusqu'alors, parce que la piqure qu'on a faite est invisible et n'entraîne pas à [sa suite des cicatrices indélébiles, comme on le voit en suivant le procédé qui consiste à évacuer le liquide purulent à l'aide d'une large ouverture.

Quant aux excroissances qui se montrent si souvent sur les parties génito-urinaires elles offrent tant de variétés, selon nous, que ce serait perdre un temps précieux que de s'arrêter à les classer ; qu'il sera mieux utilisé en l'employant à la recherche des causes qui leur donnent naissance et des tissus qu'elles occupent. Sous l'influence d'une inflammation des parties génitales plus de sang arrive dans leurs tissus, la nutrition a une plus grande somme de vie, les papilles que l'anatomie nous montre dans ces parties, sont toujours les organes qui ont le plus de tendance à s'ypertrophier, nous croyons que les excroissances sont dus à un sucroit de nutrition locale, et ont pour siège les papilles, comme nous avons vu les chancres occuper les follicules caséeux.

Nous n'avons parlé jusqu'ici que des désordres locaux, résultant de l'inflammation des organes génitaux appelée maladie vénérienne : disons quelques mots sur les symptômes généraux, ou pour mieux dire les sympathies qu'elle provoque dans l'économie. Tant que les moyens mis en usage pour détruire l'inflammation vénérienne, sont pris dans la classe des anti-phlogistiques, les suites de cette maladie ne sont nullement à craindre et l'économie ne s'en ressent jamais ; mais lorsqu'au contraire, on a recours à un traitement perturbateur de graves désordres peuvent en être la conséquence ; il n'est pas rare de voir des individus parvenus au dernier dégré du marasme avec tout l'appareil de ses symptômes, pour avoir été soumis à un traitement peu méthodique, dont le *mercure* et tous ses composés sont la base unique. Quel systême peu rationnel que celui qui regarderait aujourd'hui le mercure, comme le seul moyen capable de guérir les inflammations des organes génito-urinaires ! s'il parvient par fois à produire un soulagement momentané dans ces parties, c'est qu'il substitue à cet état une autre maladie plus grave.

Dans l'état présent de la science, il est donc permis de regarder le mercure comme le seul auteur de toutes ces infirmités, si hideuses et si dégoûtantes, qu'on rencontre sur les individus qui en ont fait usage, et non pas comme on l'a fait jusqu'alors, au résultat nécessaire du séjour dans les tissus du *virus vénérien* qui n'a jamais été vu ni palpé par personne.

Nous croyons que le mercure sous quelques formes qu'il soit administré chez un individu, finit toujours par être absorbé ; sa présence au milieu des tissus devient pénible ; il fait alors fonction de corps étranger et irrite les parties avec lesquelles il est en contact : on est fondé à penser qu'il agit ainsi, car, comment s'expliquer ces caries, ces exostoses etc., si communes chez les individus qui ont fait usage de ce métal ; il est à observer qu'il se loge de préférence dans le tissu celluleux des os, qui semblerait lui fournir une barrière, que pendant quelque tems il ne peut franchir.

A l'appui de ce que nous avons dit, citons un exemple bien patent pour le systême que nous professons, et qui, pour nous, augmente considérablement notre croyance: dans les cabinets anatomiques de la faculté de médecine de Strasbourg, est le squelette d'une sage femme morte dans le marasme par suite de plusieurs traitemens mercuriels qu'elle avait subis, tout l'extérieur des os offre un aspect brillant, on les dirait argentés, principalement ceux du crâne; on distingue sans peine et à l'aide de la vue simple les globules de mercure; nous ne pourrions pas affirmer, s'il n'existe pas sur plusieurs de ses os longs des exostoses, etc.; à ce sujet notre mémoire est confuse. Il est à remarquer que plusieurs cas de cette nature ont été vus.

Non-seulement les désordres produits par le mercure se rencontrent sur les os; mais les organes digestifs en reçoivent aussi de funestes atteintes, ainsi que le poumon ; puisque le mercure produit très-souvent des engorgemens des glandes salivaires dont le résultat est un ptyalisme abondant, est-ce que parfois par analogie, il ne pourrait pas donner naissance à des adénites inguinales ?

Son usage chez quelques individus pourrait, croyons-nous, donner naissance à la phthisie, et cette maladie chez eux peut n'avoir d'autres causes.

Si comme plusieurs autres médicamens, le mercure ne se bornait qu'à produire une légère irritation des organes avec lesquels on le met en contact sans produire de maladie consécutive, nous ne balancerions pas à le prescrire : car, comme on le verra à le section des médicamens, nous aimons à avoir recours aux révulsifs. La multiplicité des formes sous lesquelles on administre ce *poison minéral*, prouve, ce nous semble, la difficulté de guérir les maladies vénériennes par son usage.

TROISIÈME SECTION.

TRAITEMENT.

Pour éviter la confusion qui pourrait avoir lieu

dans l'exposé des moyens que nous conseillons pour les maladies des organes génito-urinaires, nous décrirons d'abord le traitement de l'urètrite, puis celui des chancres, et nous terminerons par celui des excroissances. Nous ne dirons plus rien de ceux de l'orchite et du bubon, nous avons cru que leur place était à la suite des maladies dont ils sont une conséquence ordinaire.

TRAITEMENT ANTI-PHLOGISTIQUE LOCAL ET GÉNÉRAL DE L'URÈTRITE.

Lorsque l'individu, quelque temps après avoir eu commerce avec une personne affectée, éprouvera à l'extrêmité du canal de l'urètre, ou des picotemens ou une demangeaison incommode, il devra s'interdire l'usage du coït, de tous les excitans quelconques, de l'équitation, etc. Toutes ces causes agissent en augmentant l'irritation des parties génitales. Sa boisson se composera de tisanne d'orge qu'il édulcorera avec du miel ou de l'orgeat; le régime sera lacté s'il est possible; toutes ces boissons devront être prises tièdes, il devra s'abstenir de toutes celles qui seront diurétiques, par les raisons que nous ferons connaître plus tard. Les bains locaux faits avec une décoction de racines de guimauves seront d'un grand secours; leur durée sera de dix minutes; ils seront renouvellés toutes les deux heures, pour le jour; ils devront être pris tièdes;

pour la nuit, on recouvrira ces parties avec un linge préalablement humecté de ce liquide mucilagineux. Les boissons émollientes ci-dessus prescrites, porteront dans les vaisseaux des principes émolliens qui modéreront l'excitation des tissus enflammés, et les bains locaux produiront une détente des parties irritées ; le relâchement qui suivra toujours leur emploi, prouve aussi, ce nous semble, que l'absorption y joue un grand rôle. C'est sur les membranes muqueuses que cette fonction est la plus active, voire même quand elles sont enflammées ; dans une phlogose des intestins où une grande quantité de liquide est ingérée pour appaiser la soif qui tourmente le malade, est-ce qu'il n'y a pas absorption ? on est autorisé à l'affirmer ; car le plus souvent, il y a constipation des plus opiniâtres. L'absorption qui a lieu lorsqu'on prend un bain local des parties génitales, est encore augmentée par la finesse de la peau qui les recouvre. Lorsque la sortie des urines est suivie d'une douleur vive, on se trouve très-bien de faire une injection dans le canal de l'urètre avec de l'huile d'amandes douces; on pourra la faire précéder la sortie des urines ; par sa propriété émolliente, elle calme les douleurs aiguës du conduit, causées par les urines qui sont toujours irritantes, et modère la tension de la muqueuse génitale. Après deux jours de ce traitement, les injections d'eau distillée de roses sont efficaces.

Les bains généraux devront aussi être recommandés, seuls ils ont quelquefois produit des guérisons.

TRAITEMENT DÉRIVATIF.

Nous avons toujours secondé l'emploi des moyens ci-dessus recommandés par de légers purgatifs sur le canal intestinal , lorsque l'état de ce conduit nous le permettait; nous avions recours de préférence aux sels neutres , tels que les sels de potasse, ceux de soude et de magnésie ; nous avons toujours obtenu un rare succès d'une pilule faite avec une demi-goutte ou plus d'huile de *croton-tiglium* , et suivant la constitution de l'individu; nous avons quelquefois employé l'huile de ricin , quoique rarement; nous l'avons encore plus souvent prescrit que le *baume de copahu*, pour lequel les malades ont la plus grande répugnance possible ; la préférence a constamment été pour notre pilule qui est toujours prise sans dégoût.

Le but que se propose d'obtenir le médecin lorsqu'il prescrit les purgatifs dans le cas qui nous occupe, doit être d'opérer une dérivation sur le conduit digestif ; car il est une loi de l'économie , qu'une légère hypérémie développée à dessein sur un de ses points , devra déplacer celle qui lui est préexistante, lorsqu'elle est plus forte qu'elle et de date récente : donc sous l'influence des purgatifs la muqueuse génitale cessera de se montrer irritée.

N'oublions pas de recommander les lavemens faits avec eau de son, et rendus purgatifs par les sels neutres : on pourra employer aussi ceux faits avec une décoction de feuilles de séné.

TRAITEMENT DES CHANCRES.

Nous le diviserons aussi en traitement local et général.

Traitement Local. — Il consistera en des bains locaux émolliens, faits comme ceux prescrits pour l'urétrite ; ceux de lait, sont très - efficaces chez l'homme ; si le gland n'est pas naturellement découvert, on évitera avec soin de tirailler la peau du prépuce chaque fois qu'on prendra un bain local, afin de mettre le liquide en contact avec les chancres ; les bains devront être pris tièdes : on ne pansera les chancres que très-rarement, toujours dans le but de ne pas tirailler la peau ; le matin et le soir sont les momens qu'on doit choisir de préférence ; on recouvrira ces solutions de continuité d'un peu de charpie rapée, enduite d'une faible couche de cérat de Galien ou de Saturne, suivant l'ancienneté des chancres ; mais lorsque les parties qui sont le siége des ulcères, seront à découvert par le fait du relâchement du prépuce, on devra les recouvrir d'un linge très-doux ; dans le cas où le gonflement empêcherait de pouvoir les panser, on aura soin de ne rien brusquer ni précipiter, parce que ces manœuvres augmentent l'inflammation et l'étendue des chancres en même temps qu'elles en empêchent la *cicatrisation ;* on se contentera seulement de faire des injections émollientes entre le gland et le prépuce; on les renouvellera toutes les heures, s'il est possible, et cela suivant l'abondance de la suppuration ; c'est alors que les bains locaux doivent être mis en usage avec persévérance et que pendant leur intervalle, la verge doit être enveloppée d'un linge imbibé de décocté de graine de lin ou de racine de guimauve.

Chez la femme , la disposition des parties doit favoriser la cicatrisation des chancres plus promptement que chez l'homme, si toutefois on observe pour elle , ce que nous avons recommandé pour lui.

Tous les moyens que nous prescrivons, sont d'une nature émolliente , et doivent, en vertu de cette propriété , diminuer le gonflement et l'ardeur qui accompagne l'hypérémie. Il est si essentiel de ne pas tirailler la peau du prépuce pour panser les chancres , que nous les avons toujours vu dans ce cas se multiplier, et l'individu , par sa faute, mettre le médecin dans la nécessité de pratiquer l'opération du phimosis, ce qui n'arrivera jamais si on suit notre avis.

A l'appui de ce que nous venons de dire, citons deux exemples bien concluans.

En janvier 1835, M.***employé dans un bureau à Amiens, nous consulta pour un chancre d'une grande étendue qui occupait la base du gland et une partie du prépuce; nous lui donnâmes pour unique conseil de ne faire que deux pansemens par jour et de prendre le plus souvent possible des bains locaux; il suivit notre avis ponctuellement, et deux jours après, il était guéri radicalement. Depuis cette époque, à la suite d'un commerce vénérien, un chancre se développa de nouveau à la base du prépuce, qu'il guérit encore à l'aide des pansemens rares. Ce jeune homme fut atteint en 1834 d'une semblable maladie qui nedût sa cause qu'au traitement peu méthodique qu'on lui a fait suivre pour une urètrite ; il fut impossible de le guérir à Amiens, il alla consulter à Paris, d'où il revint guéri, mais depuis cette époque, nous avons remarqué que ses parties génitales étaient d'une susceptibilité extraordinaire à s'irriter après le coït.

Satisfait du succès qu'il avait obtenu de nos avis, il engagea un de ses amis qui avait toute la base du prépuce ulcérée, à venir nous voir. Nous ne pûmes lui ordonner que ce que nous avions prescrit à son ami : obligé de partir en voyage, il nous promit qu'il suivrait nos conseils; il tint parole, car nous avons appris depuis qu'il était guéri radicalement.

Le nommé M... garçon cafetier à Amiens, avait à la base du gland une grande quantité de chancres;

un gonflement considérable existait sur cette partie ; les douleurs étaient des plus vives ; la peau qui
recouvrait le prépuce était très-enflammée, et il eut
une peine extrême à découvrir le gland pour nous
montrer les ulcères qui en occupaient la base ; du
sang suinta de ces chancres ; nous l'engageâmes
alors à ne plus recommencer une pareille ma-
nœuvre. Le lendemain le gonflement était encore considérablement augmenté , il nous pria de
lui inciser le prépuce parce que, disait-il, les
chancres allaient lui ronger la verge ; la suppuration était des plus abondantes ; nous lui conseillâmes
de faire des injections entre le gland et le prépuce
avec un liquide émollient ; il prit une potion pur-
gative, et dix jours après l'usage de ce simple traitement, le gland était presque à découvert, et à
notre grand étonnement, les ulcères étaient guéris ;
sur la fin du traitement nous lui avons fait ajouter
dans un verre d'eau qui lui servait pour ses injections quelques gouttes d'extrait de Saturne : nous
pouvons affirmer que si ce jeune homme eut gardé
le repos le plus absolu et n'eut pas été obligé de
toujours marcher, il aurait été guéri en moins de
dix jours ; si nous avions fait pratiquer l'opération
du phimosis comme il le réclamait, la guérison se
serait fait long-temps attendre, une difformité gê-
nante aurait toujours existée, et il eut été obligé de
cesser ses ocupations , tandis que nous n'avons rien

à nous reprocher; aussi nous devons à la vérité de dire que si nous avions eu le droit d'opérer nous n'aurions pas balancé un instant.

TRAITEMENT GÉNÉRAL ET DÉRIVATIF.

En même temps que nous défendons l'usage des alcooliques et de tous les excitans dont les principes actifs sont toujours absorbés, et vont se mettre en contact avec les parties ulcérées, nous prescrivons l'emploi des boissons adoucissantes et émollientes, édulcorées et rendues purgatives avec du sirop de violettes et de fleurs de pêchers. Le sirop d'orgeat dans l'eau tiède forme une émulsion agréable et qui n'est pas sans utilité dans le cas qui nous occupe.

Les doux purgatifs sont, suivant nous, d'un grand secours pour atténuer et pour éteindre l'inflammation qui accompagne le plus souvent les chancres; on devra donner la préférence à ceux dont nous avons parlé pour l'urètrite. La révulsion qu'ils ne manquent jamais d'opérer lorsqu'ils sont sagement administrés, ne doit pas faire balancer le médecin à en prescrire l'emploi.

Quant à leur manière d'agir, nous nous croyons dispensé d'en parler; nous l'avons suffisamment expliquée lorsque nous avons décrit le traitement de la gonorrhée.

TRAITEMENT DES EXCROISSANCES.

Celui que nous employons pour détruire ces végétations, n'a presque pas encore été mis en usage
par personne que nous sachions : c'est de tous les
moyens que nous prescrivons pour la maladie vénérienne, celui qui est le plus souvent suivi de
succès, nous disons le plus souvent pour ne pas
dire toujours. Jusqu'ici, on a généralement eu recours soit à la ligature, soit à l'excision, mais de
préférence à cette dernière ; deux incommodités
résultent de ces manières d'opérer. La première ,
c'est que des douleurs aigües sont toujours le résultat de la ligature, et jamais on ne les détruit tota-
lement : beaucoup de malades la préfèrent pourtant
à l'excision par la raison qu'ils ont une répugnance
invincible pour les instrumens tranchans ; ils aiment
quelquefois mieux conserver ces excroissances un
temps infini, que de les laisser couper ; ce qui
n'arriverait certainement pas, si des moyens plus
doux étaient mis en usage. La seconde, qui est la
plus générale, c'est qu'à la suite de l'excision de
ces corps parasites, il résulte le plus souvent une
plaie difficile à guérir, et qui participe de la nature
des chancres.

Il n'en fallait pas davantage pour que la société
exigeât des hommes de l'art la recherche d'un traitement plus rationnel ; nous croyons déjà avoir fait

un pas vers le but, où le médecin doit espérer un jour atteindre ; ce but est la *perfection*.

Dans les plaies où des chairs baveuses, qu'on peut appeler excroissances, se font remarquer, on réprime leur marche par des caustiques : puisque ces moyens produisent l'effet desiré par le médecin, lorsqu'il en fait usage dans ce cas, est-ce que par analogie avec ces végétations les poireaux, etc., qui se rencontrent sur les parties génitales ne pourraient pas être interrompus dans leur marche en leur opposant les mêmes agens thérapeutiques? C'est une question que nous allons essayer d'éclairer. Le seul caustique dont nous nous servons, est le *nitrate d'argent;* nous le promenons légèrement sur tous les points de l'excroissance, sans que le malade en éprouve la moindre douleur; quelques instans après avoir passé la *pierre*, nous recouvrons la végétation d'une légère couche d'huile, afin que les parties saines qui seront mises en contact avec l'excroissance cautérisée, n'éprouvent aucune atteinte; par-dessus la couche d'huile, nous plaçons un peu de charpie rapée, et il est bien rare que nous ayons eu besoin d'avoir recours à une seconde cautérisation, car au bout de vingt-quatre heures, l'excroissance est toujours convertie en un escarre et détachée de la peau; on devra recouvrir la partie où était ce corps, d'un peu de charpie : si on était obligé de recourir à une nouvelle application du caustique, on se comporterait en tout comme pour la première ; il est très-utile de faire prendre quelques bains locaux émolliens.

Prouvons, par quelques exemples, l'utilité de la cautérisation des excroissances vénériennes ; lors de notre court séjour dans le service militaire , M. Paradis , chirurgien-major au 7e de ligne , ne traitait les excroissances sur les parties génitales des soldats que par le *Laudanum liquide de Sydenham;* il le portait sur ces végétations à l'aide d'un petit pinceau fait avec de la charpie ; nous devons à la vérité de dire qu'il ne les guérissait jamais radicalement, même après deux ou trois mois de l'usage de ce moyen ; il était toujours obligé d'avoir recours à l'excision qui quelquefois n'est pas plus utile. Le nommé **D. . . . .** sergent dans ce régiment , avait à la base du gland un grand nombre d'excroissances contre lesquelles l'excision avait été pratiquée en-vain à l'hôpital de Cambrai ; comme ces végétations ne le génaient pas, il en sortit, et à sa rentrée au quartier nous le fîmes entrer à l'infirmerie ; **M. Pa-**radis, le soumit à son traitement *Laudanisé*, et deux mois après , les excroissances étaient plus volumi-neuses. C'est alors que pour la première fois nous fimes usage de la *pierre infernale* pour les cautériser; le lendemain tous ces petits corps végétans étaient convertis en escarres, et deux jours après , il avait repris son service et était radicalement guéri. — Par

le même moyen, nous avons encore guéri M, . . .
aujourd'hui sorti de ce régiment, et chaque fois
qu'il nous rencontre dans la rue il nous témoigne
beaucoup d'amitié pour le service, dit-il, que nous
lui avons rendu, de brûler ses poireaux qui le gê-
naient depuis un an.

Dans le courant de décembre 1834, M. *** employé dans une maison de commerce à Amiens,
avait à la base du gland un grand nombre de poireaux d'un fort volume qui ont été tous détruits
par une seule application du caustique ; depuis
cette époque, ils n'ont pas reparus, et certes, si
on avait eu recours à l'excision, il en serait résulté
de petites plaies difficiles à guérir, par la raison
qu'ils étaient compliqués d'une gonorrhée, ou plutôt qu'ils la compliquaient. Qui ne voit d'après cela
que la cautérisation des excroissances, par sa facile
application, est d'une grande utilité ?

En terminant ce que nous avons à dire sur le
traitement des excroissances vénériennes, faisons
connaître, qu'appliqué aux végétations d'un faible
volume qu'on rencontre si communément sur la
peau de certains individus, il sera suivi du plus
grand succès. La cicatrice qui en résulte est à peine
visible, tandis qu'après la ligature ou l'excision il
n'en est pas de même. C'est un tort, suivant nous,
de regarder toujours comme la suite de la cohabitation avec une femme, les végétations qu'on voit à

Nous demanderons à ceux qui sont partisans des boissons diurétiques au début de la phlogose des parties génitales, s'ils savent ce que redoutent le plus ceux qui ont ces organes irrités? s'ils ne le savent pas, nous leur dirons que c'est l'instant de rendre les urines.

Terminons cette section en rappelant cet axiôme que les médecins devraient toujours avoir présent à la mémoire : *Eloigner de l'organe malade tout ce qui peut augmenter son irritation, et le condamner au repos le plus absolu.*

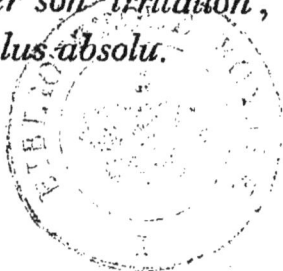

FIN.

AMIENS. — IMP. DE LEDIEN FILS.

www.ingramcontent.com/pod-product-compliance
Lightning Source LLC
Chambersburg PA
CBHW071345200326
41520CB00013B/3113